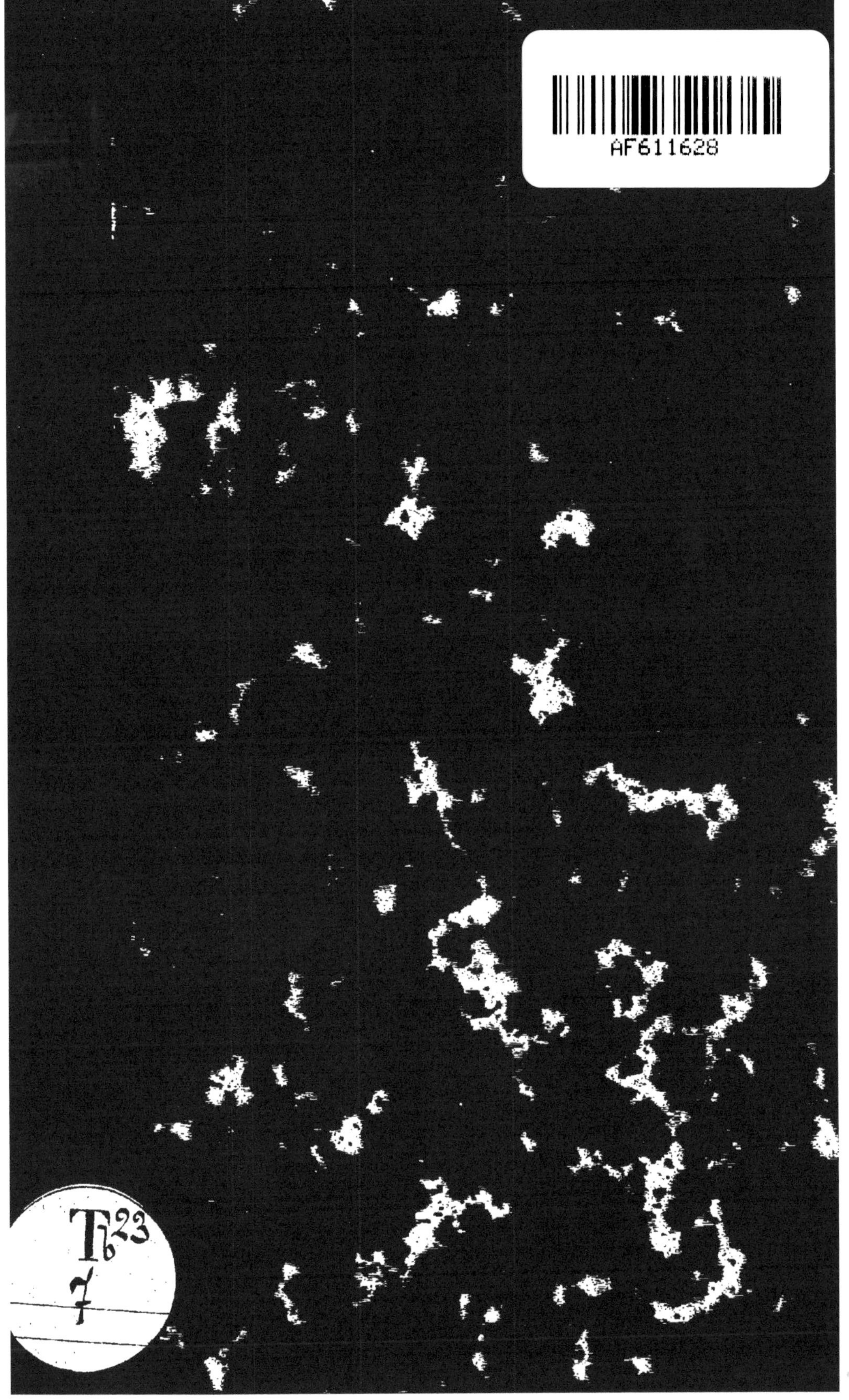

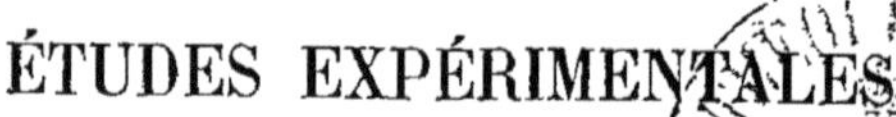

ÉTUDES EXPÉRIMENTALES

SUR

LE FLUIDE NERVEUX

ET SOLUTION DÉFINITIVE

DU PROBLÈME SPIRITE

CORBEIL. — TYPOGRAPHIE DE CRÉTÉ.

ÉTUDES EXPÉRIMENTALES

SUR LE

FLUIDE NERVEUX

ET

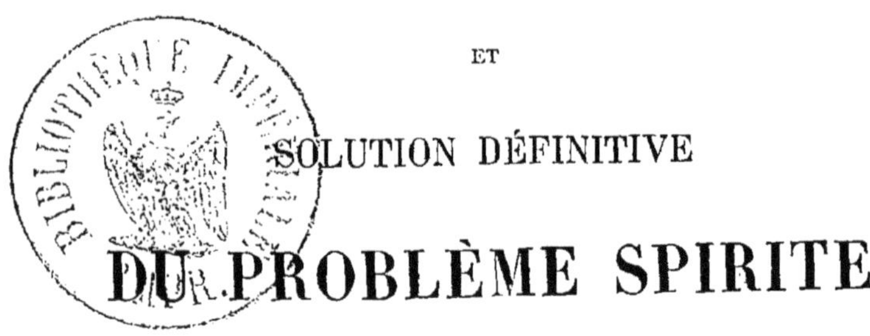

SOLUTION DÉFINITIVE

DU PROBLÈME SPIRITE

PAR

A. CHEVILLARD

Professeur à l'École impériale des Beaux-Arts.

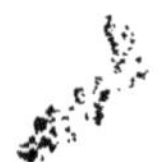

PARIS

VICTOR MASSON ET FILS

PLACE DE L'ÉCOLE-DE-MÉDECINE

1869

ÉTUDES EXPÉRIMENTALES

SUR

LE FLUIDE NERVEUX

ET SOLUTION DÉFINITIVE

DU PROBLÈME SPIRITE

I

Je crois que la meilleure manière d'étudier des faits nouveaux est de se donner la peine de les vérifier, et ensuite de n'exposer ses idées qu'aux personnes qui ont constaté les mêmes faits que vous, ou qui, du moins, veulent bien admettre que vous avez su voir.

Cet opuscule n'est donc pas écrit pour les personnes qui ne croient qu'aux faits qu'elles voient. Il est malheureux de pouvoir dire que les faits qui sont l'objet de cette étude n'ont pas été jugés dignes d'attention par quelques savants. Je peux toujours leur faire le grave reproche de n'avoir pas cherché à détruire la folie contagieuse du spiritisme, qui fait tous les jours de nouvelles victimes.

On va voir, par suite des explications que je vais

donner, la nécessité d'une conclusion qui étonnera encore bien des personnes : nier les faits du magnétisme animal, c'est admettre l'existence des esprits dans le spiritisme, attendu qu'il n'y a pas deux manières d'expliquer ces phénomènes.

II

J'entends par le mot de spiritisme l'ensemble des phénomènes singuliers dont on s'occupe depuis 500 ans dans l'Inde, depuis plusieurs années en Amérique et en Europe, et qui sont malheureusement attribués à l'intervention d'esprits frappeurs.

J'ai suivi pendant quatre ans les expériences de spiritisme, sans me laisser décourager par la mauvaise foi de ceux qui en font commerce, ni par la crédulité des personnes nombreuses qui, croyant d'abord à quelques phénomènes réels sans y rien comprendre, sont aisément amenées ensuite à admettre les jongleries les plus outrées de la part de ceux qui les exploitent.

Les phénomènes spirites sont d'un contrôle bien plus facile que les phénomènes magnétiques. Mais il est très-pénible de s'exercer à reproduire les phénomènes spirites vrais. J'ai toujours admis que, dès qu'un médium était sincère, chose rare, je devais respecter son erreur en le considérant comme un malade incurable, et, en effet, c'est une maladie incurable jusqu'aujourd'hui, que chacun peut se donner. J'ai été frappé de la loyauté du médium M..., produisant seul avec moi des phénomènes réels, et m'avouant n'y rien comprendre. Je ne me suis pas laissé influencer par les observations de quelques médecins distingués et de quelques savants qui ne jugeaient pas ces phénomènes dignes d'attention. Je dois dire cependant qu'un médecin bien connu, M. D[tte], qui n'a jamais rien vu en fait de spiritisme, m'a affirmé que la cause devait en être naturelle, et qu'il ne s'en occupait pas parce qu'il n'y voyait pas la ressource d'aucun moyen curatif. On verra qu'il avait raison ; mais je dois ajouter que ce médecin produisait lui-même des effets magnétiques remarquables, sans y attacher, d'ailleurs, aucune importance dans la pratique, en quoi il avait tort.

J'ai longtemps douté de l'existence des faits du magnétisme animal, tout en trouvant singulières les conclusions de l'Académie de médecine sur le rapport d'une commission prise dans son sein, commission qu'elle avait nommée en 1826 pour examiner ces phénomènes. La vue de certains actes produits par des personnes d'une sincérité incontestable m'a parfois ébranlé. J'ai fini par y croire quand j'ai vu que je pouvais moi-même obtenir les mêmes résultats dans cette branche si peu connue des sciences naturelles.

J'ai fini par me décider également à étudier les phénomènes spirites, seul d'abord, puis devant quelques amis. J'ai obtenu, à force de persévérance, des résultats d'une réalité positive et d'une amplitude singulière, qui m'ont poussé à reprendre d'anciennes études sur la physiologie du système nerveux. Enfin, mes peines n'ont pas été perdues, puisqu'à ma grande satisfaction, ces recherches, enchaînées dans un ordre méthodique, renversent de fond en comble tout le merveilleux et sinistre édifice des grands-prêtres spirites, en faisant voir dans ces phénomènes des propriétés nouvelles du fluide nerveux, qui amènent la confirmation la plus éclatante et la plus palpable des faits du magnétisme animal.

Je répète pour la dernière fois que je ne parle que des faits dont je suis sûr pour les avoir produits moi-même, et qui m'expliquent par cela même d'autres faits que j'ai suffisamment contrôlés.

III

Plusieurs personnes s'assoient autour d'une table, et y imposent les mains. Après un temps souvent court, on entend des craquements dans le bois. Un silence a lieu. Des battements articulés très-nets, comme des coups de doigts, se font entendre. Selon les adeptes, ce sont les esprits présents qui donnent leur nombre. On dispose ensuite un alphabet circulaire. Une personne interroge à voix haute, en suivant l'alphabet avec un crayon. A chaque tour d'alphabet, on entend un battement. Quelqu'un écrit la lettre qui se trouve à ce moment sous le crayon, et la réunion de ces lettres forme des phrases indiquant la réponse de l'esprit qui signe ensuite son nom de la même manière. La personne qui prétend causer ces battements s'appelle le médium. Beaucoup de médecins préfèrent nier ce phénomène remarquable plutôt que de le constater. J'en vais donner l'explication très-naturelle.

IV

Les craquements dans le bois sont évidemment produits par les inégales dilatations des fibres résultant de la chaleur des mains. Ces craquements n'ont plus lieu quand on recommence l'expérience, parce que les diverses parties de la table se sont mises définitivement en équilibre de température. J'ai souvent vérifié ce fait. Quant aux coups dits typtologiques, en langage spirite, ils sont d'une tout autre nature, et ils se reproduisent au fur et à mesure des expériences avec des retards variables ; et quelquefois ils cessent, parce que le médium est épuisé ou paralysé par la raillerie visible de quelque assistant. Il le dit, et en cela il a raison. Je vais démontrer cependant que les coups articulés sont battus par le médium qui pense et amène les lettres sans savoir comment il possède cette propriété typtologique. Les personnes qui entendent ces lettres, en attribuent la venue aux esprits qui sont dans la salle, et le tour est fait.

V

J'ai remarqué d'abord que le médium ne quittait pas l'alphabet des yeux; que, lorsqu'il était inintelligent, les réponses l'étaient aussi. Chez M. P... le médium étant madame D..., sa bonne, puissante médium d'une stupidité remarquable, les réponses n'étaient jamais que oui, un coup, non, deux coups, ou des nombres. Que si le médium était instruit ou spirituel, les réponses avaient le même caractère, et ç'a été d'abord pour moi l'indication qu'il avait la faculté de les provoquer. J'en suis devenu convaincu lorsque seul, chez moi, posant les mains sur une petite table et tendant fortement ma volonté vers une pensée bien grave, je suis arrivé, après trois semaines d'essai, à produire des battements articulés, toujours précédés des craquements dont j'ai dit la cause. Les battements portaient parfaitement le caractère, soit de ma satisfaction par leur rapidité, soit de la lenteur quand je doutais ou que je m'inquiétais, soit de la régularité quand j'avais une conviction tranquille. Suivant l'alphabet d'une main lorsque mon autre main était posée sur la table, je n'obtenais que des lettres sans aucun sens, pendant qu'en même temps, mon esprit troublé ne saisissait aucune idée fixe. Je n'hésite pas à dire que ce fait singulier m'a inquiété, jusqu'au moment où j'ai pu me démontrer que je me répondais dans tous les cas à moi-même, sans m'en douter.

VI

Commençons par remarquer que, dans tout acte mécanique volontaire d'un organe, de la main, par exemple, il y a deux faits intellectuels à considérer : 1° le fait de ma volonté qui a commandé l'acte par le trajet nerveux partant du cerveau et aboutissant aux muscles qui font mouvoir ma main ; 2° le fait de ma conscience qui a senti l'exécution de l'acte au moyen de l'ébranlement nerveux en retour que l'effort musculaire exercé a reporté au cerveau par le même trajet nerveux ; c'est ce second fait qui me donne la perception que j'exécute moi-même l'acte que je me commande.

Entre 1° et 2°, il n'y a pas d'intervalle de temps appréciable, ma main touche, pour ainsi dire, à mon cerveau par le trajet nerveux qui les joint. Si ma main frappe une table, l'acte mécanique est toujours perçu par ma conscience comme je viens de le dire, mais de plus il est contrôlé, dans le cas actuel, par trois sens qui envoient au cerveau leurs perceptions spéciales : le toucher de frottement de l'air et surtout du choc sur la table; la vue du mouvement exécuté par ma main, l'ouïe du bruit du choc.

Ces trois contrôles n'existent pas toujours. L'aveugle-sourd n'aura que celui du toucher. Il est évident qu'ils sont inutiles pour la perception de l'acte, ils n'en sont que confirmatifs. On sait, d'ailleurs, que les actes mécaniques des organes intérieurs, foie, poumon, cœur, etc., sont involontaires et inconscients.

VII

Ce qui m'a mis sur la route de la vérité, c'est d'avoir remarqué dans les expériences tabulaires faites chez M. P..., un mouvement vibratoire très-net sous ma main, senti également par tous les assistants avant les battements typtologiques, et d'avoir surtout aperçu que ce mouvement vibratoire général cessait chaque fois qu'un battement avait lieu sous la main de quelqu'un. Chez M. F..., j'ai eu occasion de lui faire observer que la chaise du médium C avait ce mouvement vibratoire avec une intensité considérable, et qu'il n'existait pas dans les chaises voisines. Le docteur F... n'en a rien conclu. Entre chaque battement tabulaire, je remarquais, debout derrière le médium, que les vibrations de la chaise s'affaiblissaient pendant un instant. J'ai compris qu'il y avait transformation ou plutôt intégration du mouvement vibratoire général en mouvement mécanique, à chaque coup battu. J'ai conclu de là et de mes remarques précédentes, que la pensée du médium se transmettait à la table par ces vibrations, et que si moi-même je n'avais pas toujours des vibrations sur ma table où j'opérais seul, c'est probablement que je n'étais pas assez fort, n'étant pas aidé par les désirs concordants des assistants.

Je croirais volontiers que plus une table est petite, plus les vibrations sont courtes, sans cesser d'exister.

Dans l'action magnétique réussie entre deux personnes, j'ai très-bien constaté, par le toucher, le mouvement vibratoire des mains et souvent de tout le corps du magnétisé, préalablement au sommeil magnétique complet. Cela a achevé de me convaincre, et je crois bon d'expliquer que toutes les impressions sensoriales ont lieu par vibrations.

VIII

Il est bien reconnu aujourd'hui que les divers sens, vue, ouïe, ne sont que des modifications d'un sens unique, le toucher, de même que la fleur et ses organes ne sont que les transformations de la feuille. Cela signifie que la surface extérieure de l'être s'est organisée différemment en divers points, de manière à pouvoir y ressentir normalement les vibrations ambiantes avec les variations de vitesse qui différencient la lumière du son, et ceci explique très-bien comment une personne magnétisée peut voir et entendre par l'épigastre. Il suffit que, sous l'oppression de la volonté du magnétiseur, la peau du sujet acquière une sensibilité suffisante pour sentir les vibrations lumineuses, sonores ; et ces vibrations seront ensuite instantanément transmises, par les trajets nerveux, au cerveau du magnétisé qui acquerra par là la perception correspondante. Cette puissance du magnétiseur peut sembler fabuleuse à qui n'a ni vu ni pratiqué. Elle est hors de doute pour moi et bien d'autres ; mais il n'en est pas moins vrai qu'il est bien plus facile d'expliquer ces faits que de les produire.

IX

Je reviens aux battements tabulaires. Les vibrations de la table sont produites par la pensée intense volontaire du médium, aidé du désir des assistants crédules toujours nombreux. Je suis porté à croire que cet aide ne consiste guère qu'en un effet de répartition générale du fluide du médium, en tant qu'il est le seul médium imposant les mains. La table est véritablement magnétisée par la volonté du médium qui commande intérieurement ; et le mot de magnétisée, attribué à la table, n'a pas d'autre sens que d'exprimer qu'elle est remplie ou plutôt couverte de fluide magnétique, autrement dit nerveux ou vital du médium. La table devient un organe du médium-magnétisant, comme son bras, son oreille, et elle doit lui obéir par la même raison, quelle qu'elle soit, que mon bras obéit, quand ma volonté commande. Elle obéit donc en intégrant ses vibrations, mais évidemment sans rien comprendre ni entendre, pas plus que mon bras. Certaines personnes exprimeraient peut-être cette idée en disant que la table est animée, ce qui tendrait à laisser entendre qu'elle comprend, idée peu juste, car le médium même ne comprend pas ce qui se passe, comme je vais l'expliquer, c'est-à-dire, qu'il répond à son propre désir.

X

J'étais donc parvenu à devenir magnétiseur d'un objet inanimé par un exercice fatigant de plusieurs semaines, et je me répondais ainsi à moi-même sans m'en douter, ce qui explique les effets dont j'ai parlé au n° 5. Il est facile de comprendre pourquoi j'ignorais que je fusse l'auteur de ces battements articulés. Si mon bras obéit à ma pensée, j'en ai de suite la perception, parce que l'effort musculaire réagit à mon cerveau, comme je l'ai dit plus haut. La table où les cellules nerveuses de la paume de la main déposent le fluide vibratoire de ma volonté, obéit à ma pensée comme le bras qui frappe ; mais la perception ne peut avoir lieu, parce qu'il n'y a pas de ma part un effort musculaire, mais seulement des vibrations tabulaires transformées en battements. Il n'existe aucun moyen de contrôle ni par le toucher, ni par la vue. Il est vrai que j'entends le coup à l'oreille et que je le sens sous la main ; mais, comme je ne vois pas le mouvement, cette constatation me plonge encore plus dans l'erreur. On peut dire que *tout fait spirite est une succession de mouvements produits sur un objet inanimé par un magnétiseur inconscient.*

XI

Quant au médium regardant les lettres et faisant battre celle qui lui convient, il croit que les esprits répètent cette lettre en même temps qu'il la pense ; ce qui, pour lui, les réduit à l'état de domestiques instantanés. Mais les assistants ne peuvent les juger aussi mal, parce qu'ils ignorent ce qui se passe, encore plus que le médium.

Chacun de nous peut devenir médium, si l'on ne craint pas d'altérer sa santé par des déperditions fréquentes de fluide nerveux. C'est une question de patience. Mademoiselle H... y a mis trois mois. Il m'a toujours semblé étonnant que les esprits demandassent un temps si long pour exaucer un postulant vraiment sincère. Cela ne leur faisait guère honneur. Pour se rendre médium, il ne s'agit que d'habituer sa volonté à se tendre fortement vers une pensée fixe, en posant la paume des mains sur une table petite et légère, si l'on est seul. On réussira infailliblement à imprégner la table de son fluide vital, assez pour qu'elle devienne, au moment voulu, un organe extérieur comme le bras. Il est évident que le danger est bien plus grand, si l'on opère sur une table en marbre. Le problème de se rendre médium typtologue en public sera toujours réussi, lorsque l'exercice préliminaire précédent aura été amené à bonne fin, parce qu'en public on est toujours un peu aidé par les désirs concordants des assistants crédules.

Quant à l'action magnétique d'une personne sur une autre, elle est moins sujette à réussir en public que l'action spirite, parce que le médium sait d'avance s'il est suffisamment exercé; tandis que, dans le magnétisme entre deux personnes, il faut un concours volontaire sérieux, avec des conditions inverses de tempérament, et que l'action est souvent nulle pendant les premières séances. D'ailleurs, le magnétiseur doit avoir quelques notions d'anatomie du cerveau, connaître les points par où le fluide s'introduit plus aisément, et surtout ne pas laisser ébranler sa volonté par aucune circonstance extérieure.

XII

On me demandera ce que M. F..., jeune astronome distingué, me demandait chez mademoiselle H., médium : *Quels sont ces doigts qui battent ?* Je ne pus lui répondre à cette époque, où je me bornais à constater les phénomènes, à les lier entre eux et à les reproduire seul. Mais j'ai eu le bonheur de trouver plus tard la solution de cette question intéressante, d'où résultera une propriété inconnue jusqu'à ce jour du fluide nerveux. En vérité, si la qualité de mon tempérament sanguin-ultrà-nerveux m'a aidé dans cette recherche, je n'en dois pas moins excuser, même chez une personne instruite, la tendance à quelque idée superstitieuse à propos de ce phénomène étrange. J'avais parfaitement constaté la nuit, pendant bien des étés (on peut deviner comment), le fait d'étincelles invisibles s'échappant de mes extrémités, pieds et cheveux, lorsque le fluide nerveux surabondait en moi. J'emploierai le terme d'étincelles nerveuses précisément pour différencier le fluide nerveux du fluide électrique. Je ne me prononce pas absolument sur l'identité probable des deux fluides. La table, imprégnée du fluide nerveux transmis par la volonté, laisse précisément échapper ses étincelles ou condensations nerveuses, sous la main de la personne qui interroge. Chaque étincelle est une intégration totale des vibrations, puisqu'à chaque bruit, le mouvement vibratoire général disparaît. Cette étincelle imite le bruit de doigts, parce que la volonté d'existence de ce bruit se dépose sur la table par les cellules nerveuses de la paume de la main mise en contact. Autrement dit le médium qui interroge s'obéit à lui-même, en intégrant directement les vibrations de la table. Cela n'est pas plus surnaturel, je le répète, que l'exécution instantanée d'une action rapide et bruyante compliquée de mes doigts commandée par mon cerveau. Seulement cette dernière action est perçue par moi.

XIII

Il n'y a dans toute action tabulaire que des intégrations totales de vibrations. Elles donnent des bruits de nature déterminée, bruits de doigt, de scie, etc., parce que le médium exécute ces bruits dans sa pensée, ce qui les réalise par notes concordantes instantanées dans l'organe-table, comme dans le cas des lettres; mais je répète qu'il ne se doute pas que c'est lui qui agit, à cause de l'absence d'effort musculaire. Il sait seulement que cette diction intérieure se traduit instantanément en même temps qu'il la pense, en se décalquant à son unisson dans la table, parce qu'il s'est exercé à le faire seul. Il en résulte toujours cette conséquence ridicule, qu'il croit que les esprits le traduisent servilement, à l'unisson de sa pensée. Les assistants sont un peu moins absurdes.

On faisait très-souvent, chez M. P..., la jolie expérience suivante : Une personne prenant une clef décrivait une courbe sur la table, ce qui produisait un son plus ou moins varié. Quelques secondes après, ce son était répété par la table. Évidemment, c'était que la médium D... le répétait dans sa pensée, et le faisait ainsi reproduire à son organe-table, en même temps qu'elle-même. Quoique je ne comprisse pas alors la raison de ce phénomène, je me rappelle avoir fait quitter la table à la médium D..., aussitôt après la course de la clef, et la répétition invisible n'eut pas lieu, ce qui gêna M. P... et m'étonna singulièrement. Lorsqu'un assistant demandait un air rhythmé, la médium D... le rhythmait en pensée, et il se répétait par concordance tabulaire. On demanda un air connu d'opéra qui ne put venir. Madame D... eut l'air embarrassé, ne connaissant que les airs les plus vulgaires. Les esprits paraissaient être en enfance.

Toutes ces intégrations nerveuses reproduisent la pensée intérieure du médium comme l'image vient dans la glace, en même temps que l'original. Elles éclatent obscurément par suite de la condensation immédiate faite dans l'air ambiant, en variant d'éclat pour amener instantanément l'existence du bruit pensé. Car la nature essentielle de l'action nerveuse est toujours de réaliser sans temps appréciable l'acte de la pensée, comme tout bruit de ma main que ma pensée commande.

XIV

Voici un fait plus singulier que le précédent, de nature à troubler des intelligences estimables, et qui se répète fréquemment dans les assemblées spirites. Madame F., de soixante ans, mère d'un de mes amis qui suivait avec moi ces expériences, me pria de la conduire au cercle de mademoiselle H..., ancienne institutrice. Cette dame avait perdu son fils cadet de dix-huit ans, nommé Jean-Baptiste, et y pensait souvent. Nous arrivons au cercle, madame F..., son fils aîné F... et moi. Nous prenons place autour de la table, en tout douze personnes imposant les mains, y compris la médium H... Les esprits se comptent, et le premier qui prend la parole s'exprime ainsi typtologiquement : Ma mère, je suis dans le pays des anges où je suis très-heureux en pensant à toi. Ne te tourmente pas pour les jours qui te restent à vivre, etc., etc. Je voyais la figure de madame F... prendre une expression d'animation extraordinaire. Quelle ne fut pas sa stupéfaction, lorsqu'à la fin du discours, l'esprit signa Jean-Baptiste, la table se souleva malgré la pression de nos mains, vint se placer sous la bouche de madame F., qui l'embrassa, et retomba immédiatement sur ses quatre pieds. On conviendra qu'un phénomène pareil, que j'ai vu se répéter chez mademoiselle R... et ailleurs, est fait pour donner des congestions cérébrales, attendu que mademoiselle H..., qui ne nous attendait pas, pouvait très-bien savoir que madame F..., avait perdu un fils, mais qu'elle ignorait certainement son nom.

XV

Ce phénomène s'explique comme le précédent, mais il nous donne quelques notions de plus sur le magnétisme multiple appliqué à un objet inanimé. La médium H..., excellent magnétiseur de la table après trois mois d'exercice, comme elle me l'a dit (bien entendu sous forme spirite), fort intelligente, sachant les ressources du magnétisme, s'était aperçue de l'émotion de madame F... perdant beaucoup de fluide nerveux; la charge de la table se manifestait en vibrations plus intenses qu'à l'ordinaire. Madame F... se trouvait médium concordant avec mademoiselle H..., par son immense désir d'avoir une communication de son fils, et je le vérifiais très-bien, sentant des vibrations dans la chaise de madame F..., sachant qu'elles existaient dans celle de mademoiselle H..., et qu'il n'y en avait pas dans celles des autres assistants. On voit quelle est la sûreté de mes déductions. *Les vibrations dues aux médiums concordants existent sans se nuire*, de la même façon que coexistent les ondulations de l'eau produites par le jet d'ensemble de plusieurs pierres. Mademoiselle H... a donc dicté typtologiquement la réponse tabulaire, et madame F..., attendant la signature et y pensant vivement, l'a dictée à son insu. La manœuvre qui a suivi la signature a été produite par l'action volontaire de mademoiselle H..., toujours implicitement soutenue par madame F..., qui dégageait par l'émotion une grande quantité de fluide nerveux concordant. La table devenait organe de mademoiselle H..., lui obéissant comme l'aurait fait son bras porté vers la bouche de madame F..., pour lui donner sa main à baiser, ce qui explique la correction du mouvement.

XVI

Cette solution m'a été prouvée, parce qu'ayant demandé à mademoiselle R... une séance pour moi seul, j'ai parfaitement reconnu que je dictais les lettres à mon insu par suite d'émotion, quand la réponse était dans ma pensée. Quand elle n'y était pas, aucune lettre ayant du sens ne pouvait arriver, parce que ni mademoiselle R..., ni moi ne pouvions penser la vérité. Cette vérification de mon explication est frappante. La table s'est soulevée entre nous deux comme dans l'expérience précédente.

Chez M. P..., l'action magnétique concordante des

trois puissants médiums B..., H... et R..., m'a été admirablement démontrée, par le fait d'une table soulevée de 11 centimètres, environ pendant deux minutes. Les efforts d'abaissement de six personnes, moi compris, ne parvinrent pas à la faire descendre. Il va sans dire que tout le monde était d'accord sur la présence d'esprits soulevant la table, etc.

La table peut donc devenir organe commun aux médiums ayant la même volonté, ou bien devenir l'organe de celui des médiums qui commande, les autres faisant acte intérieur de soumission.

Une jolie expérience que j'ai vue chez mademoiselle R..., c'est le cas de réponses par battements articulés doubles concordants. Cela ne peut s'expliquer que par la présence de deux médiums se touchant les pieds en mesure, pour se guider à produire des pensées de battements à l'unisson. Cette comédie, qu'on pourrait appeler la danse des esprits, spiritisait quantité de gens à qui j'objectais en vain l'abaissement où l'on mettait les âmes.

XVII

J'ai vérifié chez le docteur F... l'exactitude de mes explications, en opérant avec le médium M..., dont la loyauté m'a satisfait. M... et moi assis seuls à la table, il fut convenu que je désirerais l'ascension de la table, pour un nombre fixé dans ma pensée, et auquel j'arriverais en disant tout haut un, deux, trois, etc. La table s'est exhaussée d'au moins 11 centimètres, quand je suis arrivé à 7, nombre pensé. En cette circonstance, la sincérité de M... n'était pas douteuse, j'avais d'ailleurs vérifié la position de ses pieds, etc. J'ai demandé souvent que la table retombât doucement, et le fait arrivait par la concordance de nos désirs intégrant les vibrations. En vérité, si quelques gens instruits voient ces phénomènes et les nient en même temps, sont-ils plus logiques que ceux qui tombent dans l'illusion spirite? Ces derniers ont une solution fausse, et les autres n'en ont pas; ils se trompent tous.

XVIII

Voici un phénomène qui n'a pas d'analogie avec les précédents. Nous étions dix personnes chez M. P..., homme d'une érudition purement littéraire. On avait obtenu depuis neuf heures jusqu'à onze heures des battements rhythmés, des oui, des non. Je n'étais pas étonné, ayant bien remarqué la stupidité de la médium D..., dont j'ai parlé plus haut. Pour mieux contrôler les expériences, je demandai la permission de les diriger, ce à quoi M. P..., homme sincère, mais crédule, ne fit aucune difficulté. Je commandai à tout le monde de s'éloigner de la table d'environ 0^m, 50, et j'en fis autant. Cela fait, j'ordonnai impérieusement à la table de venir sur moi, et de retourner ensuite à sa place. Cette table ronde, épaisse et lourde, m'obéit bruyamment et instantanément, à ma grande surprise. A la rapidité de son arrivée, je m'attendais à un choc violent, mais, chose curieuse, à peine fus-je effleuré. J'ai toujours remarqué la perfection des mouvements tabulaires, et cela n'a fait que me persuader davantage combien j'avais raison en pensant que les tables devenaient des organes naturels des médiums, leur obéissant aussi correctement que leurs bras, mais inconscienceusement.

Une personne un peu éloignée de moi répéta mon commandement, qui fut exécuté de même. Une troisième le répéta : la table ne bougea plus.

XIX

Il faut conclure de ce fait qu'un corps solide magnétisé, autrement dit, qui a reçu du fluide nerveux pendant un certain temps, peut le conserver quelque temps encore ; c'est-à-dire que la disparition du fluide nerveux sur un solide qui en a été imprégné n'est pas instantanée. Propriété analogue avec certains faits électriques, et avec celle-ci qui résulte des expériences de Matteucci : tout corps solide plongé dans un gaz, retient adhérente à sa surface une mince couche de la substance gazeuze qui l'a imprégné auparavant ; l'adhérence est si grande que le gaz ne se dégage que lentement sous le récipient de la machine pneumatique. Dans l'expérience tabulaire, chaque personne commandant la table est devenue médium momentané, et communiquant avec la médium D... J'ai su plus tard que la personne qui avait commandé après moi, avait depuis longtemps des propriétés magnétiques. La table devient successivement organe du médium nouveau, en intégrant ses vibrations pour obéir, toujours comme le bras obéit à la pensée qui commande. Mais cette qualité d'être organe donné par le fluide nerveux déposé sur la table s'affaiblit de plus en plus, parce que les vibrations tabulaires s'intègrent successivement jusqu'aux contacts des roulettes sur le sol, pour exécuter l'acte d'obéissance de la seule manière possible, en descendant par les trajets fibreux ou plus probablement par les surfaces extérieures. Je répète que c'est toujours le médium qui s'obéit inconsciemment à lui-même, comme s'il attirait la table avec sa main. Il faut entendre que l'on exprime la même idée en disant que l'organe-table a cessé d'obéir, parce que le fluide nerveux qui l'imprégnait s'est dissipé par la consommation mécanique des vibrations, l'absence de mains posées ne permettant plus le renouvellement du fluide.

C'est par le même motif qu'un homme frappé de peur s'arrête subitement, par une forte émission de fluide nerveux, qu'une perdrix est tenue en arrêt par un chien de chasse, etc. J'ai souvent entendu les médiums se plaindre d'une fatigue très-visible, lorsque les expériences se prolongent, ce qui n'était guère à l'avantage de la condition d'existence des esprits.

XX

Quelques ouvrages sérieux sur le magnétisme admettent qu'un objet inanimé quelconque est magnétisable pour des jours, des semaines, des mois, etc. Je ne crois le dépôt de fluide nerveux possible et durable quelques secondes que sur un corps solide, comme l'expérience précédente l'indique. Je ne vois aucune raison plausible qui ferait penser que le fluide puisse s'emmagasiner presque indéfiniment dans un solide. Le fait d'une somnambule qui s'endort au moyen d'un anneau soi-disant magnétique n'a pas de sens pour moi. Si le sommeil magnétique est sincère, et il y a des moyens de s'en assurer, je n'y vois autre chose qu'un acte d'hypnotisme volontaire possible, puisque j'ai su l'obtenir sur moi-même ; et l'état d'hypnotisme développe momentanément certaines facultés. Ce sont ces exagérations commerciales qui ont dégoûté tant d'hommes sérieux de l'étude du magnétisme animal. L'hypnotisme volontaire existe chez plusieurs animaux. Les pigeons voyageurs, après s'être enlevés à la station du départ, se plongent par l'ardeur du désir dans un état de surexcitation nerveuse qui amène l'hypnotisme ; alors ils décrivent des cercles de plus en plus élevés jusqu'à ce qu'ils voient le colombier à cent lieues de là, et ils s'y dirigent en ligne droite.

Je suis porté à croire que l'hypnotisme diffère du somnambulisme naturel ou magnétique, en ce que dans l'hypnotisme seulement, le souvenir des choses dites ou vues reste après le réveil. Mais je n'ai vérifié cette observation qu'une fois.

Je n'ai pas parlé, dans cette étude, des médiums écrivains, voyants, etc.; ces médiumnités ne sont que des hypnotismes volontaires ou joués.

XXI

J'ai lu, il y a plusieurs années, la *Vie de M. Viannay*, curé d'Ars, écrite par un missionnaire, 2 gros volumes in-8°. Le ton de sincérité de ce livre m'a impressionné. Le bon curé était obsédé, toutes les nuits, de battements sur les murs, sur les tables, sur les chaises, dans l'air, etc. C'était le démon, disait-il, et il le croyait d'autant mieux qu'il le faisait taire, en lui commandant impérieusement avec un signe de croix.

Des gendarmes, des prêtres vinrent passer la nuit chez le curé, et furent témoins des battements de meubles, des renversements des chaises, etc. Comment

M. Viannay n'aurait-il pas passé pour un saint ? N'y avait-il pas là des faits inouïs parfaitement constatés ? En lisant l'ouvrage du missionnaire, je n'ai pu m'empêcher de reconnaître que j'avais été dans un état pareil pendant deux nuits, de onze heures du soir à quatre heures du matin, lisant avec une lampe allumée toute la nuit, parce que je ne pouvais dormir. Le matin, prostration complète. La nuit suivante, retour des phénomènes, et leur disparition définitive au bout d'un quart d'heure, pour toujours, au moyen d'un violent effort de volonté. Je ne m'expliquai pas alors ce qui m'était arrivé ; mais la lecture de l'ouvrage du missionnaire ne m'ayant pas fait admettre que j'étais un saint, force me fut d'étudier de plus près la cause de la maladie qui m'arrivait. Je vis que les exercices magnétiques que je m'imposais sur la table, avant de me coucher, amenaient peu à peu des déperditions nocturnes de fluide nerveux, éclatant sur les murs en étincelles nerveuses invisibles, et je me suis guéri radicalement par un puissant effort de volonté. Toute personne obsédée comme moi, se guérira de même.

Mais le pauvre curé d'Ars ne pouvait pénétrer tant de difficultés, dont la cause n'est pas encore connue à l'heure où j'écris. Perdant chaque nuit une immense quantité de fluide nerveux, il est mort d'épuisement et de maigreur.

On voit combien il est dangereux de chercher à

acquérir la médiumnité, qui est la faculté de répandre le fluide nerveux sur un corps solide; et pourtant les chefs du spiritisme engagent leurs adeptes à se la procurer! Chez M. P..., un ouvrier, à l'air maladif, pour me faire croire aux esprits, m'assura avoir passé deux heures sur un fauteuil, à partir de minuit, en les invoquant ardemment, après quoi il fut projeté violemment sur le mur en face. Son récit, très-sincère sans doute, produisit cependant chez moi une conviction contraire à la sienne. Je m'estime heureux d'avoir possédé dans mon tempérament les conditions de production de ces phénomènes, sans altération de ma santé, et dans mon caractère la patience nécessaire pour en rechercher si longtemps les causes.

XXII

Tout ce que j'ai dit précédemment peut se résumer dans cette formule abstraite :

L'idée de l'action volontaire mécanique se transmet, par le fluide nerveux, du cerveau jusqu'à l'objet inanimé qui exécute l'action en qualité d'organe lié par le fluide à l'être voulant, que la liaison soit au contact ou à distance; mais l'être n'a pas la perception de son acte, parce qu'il ne l'exécute pas par un effort musculaire.

Si la liaison est à distance, le temps d'exécution possible est très-court.

Lorsque l'être voulant est sous l'impression de la peur, les idées se traduisent par des condensations désordonnées du fluide sur les murs, les meubles, etc., c'est à la fois un rêve et une réalité ; tandis que le rêve véritable est un effet des diverses parties du cerveau qui ne se réveillent pas en même temps, ce qui n'a pas de danger. J'ai défini ainsi la différence entre l'obsession et le rêve.

Le curé d'Ars était spirite sans le savoir.

XXIII

Je suis porté à croire que les habits sont un obstacle régulier à la déperdition du fluide nerveux, à moins de cas violent, dans lequel rien ne fait obstacle. Je crois que le moment le plus dangereux pour un homme préoccupé d'un chagrin constant, est celui où il va se coucher, surtout en été, dans un temps sec. Il peut en se déshabillant produire des émissions subites de fluide nerveux, donnant lieu à des étincelles invisibles qui éclateraient sur les murs, dans l'air, etc. Ces condensations nerveuses seraient capables de troubler sa raison, parce qu'il ignore qu'il les produit, et qu'elles expriment l'état actuel de son esprit ; mais que cet homme connaisse ou non la cause de ces effets, il n'en est pas moins vrai qu'il s'en guérira toujours par un acte de volonté énergique.

XXIV

Quelqu'un m'a soutenu avoir fait en plein jour, étant chez lui, une question anxieuse à une table, en y appliquant l'oreille. Cette question voulait trois coups qui furent battus immédiatement. Je crois parfaitement à ce phénomène. La personne anxieuse a répandu par l'oreille du fluide nerveux sur la table, qui a donné la réponse demandée.

Des faits pareils arrivent fréquemment à des personnes qui s'occupent de spiritisme, la vue de ces phénomènes inquiétants ayant pour effet de prédisposer aux pertes de fluide nerveux.

XXV

Il est bien probable que le fluide nerveux, si c'est véritablement un fluide, est impondérable. Sa vitesse dans le corps humain est presque instantanée, puisqu'on n'apprécie pas d'intervalle de temps entre la pensée et son exécution. Du reste, j'en ai vu la preuve matérielle dans les assemblées spirites, en entendant des étincelles nerveuses tomber sur l'abat-jour d'une lampe, sans que le moindre mouvement y fût sensible ; phénomène analogue à celui de la balle lorsque sa vitesse est assez grande pour qu'elle traverse une vitre sans l'ébranler.

Le fluide nerveux est-il un mouvement vibratoire propagatif particulier communiqué par la volonté à une substance inconnue qui traverserait les corps animés? Cette question, sans doute insoluble, n'a pas d'utilité pour expliquer les phénomènes que j'ai examinés. Quelles que soient les indications nouvelles qu'on trouverait plus tard sur la nature du fluide nerveux, elles ne changeraient rien à la portée de mes explications. On peut sans inconvénient donner un tour absolu à une interprétation qui réussit à expliquer toujours de même un certain ordre de faits. La faute serait de pousser l'interprétation au delà des faits qu'elle explique.

XXVI

En voici un exemple frappant. Qu'on dise : la volonté est un mouvement vibratoire cérébral, ou la volonté se manifeste par un mouvement vibratoire cérébral, rien n'est changé aux explications que j'ai données précédemment. Mais si l'on avait l'inconséquence d'admettre d'une manière absolue la première définition de la volonté, on arriverait très-facilement à en conclure qu'il n'y a pas d'âme, ou du moins qu'elle ne survit pas au corps.

XXVII

Qu'il me soit permis, en terminant, de rappeler ici que, si l'absurdité des doctrines spirites était saisissable *à priori* pour moi comme pour bien d'autres, il n'y avait là qu'une appréciation bien incapable de convaincre ceux qui aiment l'illusion, comme ceux qui n'admettent que des démonstrations positives. J'ai donc cru ne pas devoir m'arrêter à un simple sentiment d'intuition et poursuivre, sans faiblir, l'examen des phénomènes jusqu'à leur entière explication. Je m'estimerai trop récompensé de ma persévérance, si je réussis à mettre quelque obstacle à l'invasion des nouvelles maladies mentales que les pratiques du spiritisme tendent à amener au milieu de mes concitoyens.

Paris, janvier 1869.

FIN

TABLE DES MATIÈRES

I. Préambule.................................... 5
II. Comment je me suis décidé à étudier les phénomènes magnétiques et spirites.......................... 6
III. Description du phénomène typtologique............ 8
IV. Craquements du bois. Des battements articulés...... 9
V. Indice moral que le médium bat les coups lui-même. 10
VI. Comment l'être se commande un acte mécanique, et est conscient de l'exécution......................... 11
VII. Comment je remarque l'intégration du mouvement vibratoire de la volonté en mouvement mécanique. 12
VIII. Les impressions sensoriales ont lieu par vibrations.. 13
IX. Comme quoi la table devient organe du magnétiseur-médium.. 14
X. Le médium n'a pas la perception de son acte........ 15
XI. Ce qu'on doit penser du médium. Chacun peut le devenir à ses risques et périls.................... 16
XII. Quels sont ces doigts qui battent. Des étincelles nerveuses.. 18
XIII. Bruits de scie. Expérience de la clef................ 19
XIV. Description d'un phénomène de magnétisme binaire. Manœuvre tabulaire................................ 21
XV. Des médiums concordants............................. 22
XVI. Preuves expérimentales. Danse des esprits........... 23
XVII. Autre preuve. Un médium sincère.................. 24
XVIII. Une table se mouvant seule........................ 25

XIX. Durée de la conservation du fluide nerveux sur un solide. Mediums successifs.......... 26
XX. Anneau magnétique. Hypnotisme.......... 28
XXI. Le curé d'Ars. Danger de la médiumnité.......... 29
XXII. Résumé de ces phénomènes sous une formule générale. Différence entre l'obsession et le rêve.......... 31
XXIII. Danger d'une pensée fixe. Manière de chasser l'obsession.......... 32
XXIV. Danger d'assister aux expériences de spiritisme.......... 33
XXV. Qu'est-ce que le fluide nerveux ?.......... 33
XXVI. Inconséquence de généraliser les interprétations.......... 34
XXVII. Vœu de l'auteur.......... 35

FIN DE LA TABLE DES MATIÈRES.

CORBEIL, typ. et stér. de CRÉTÉ.

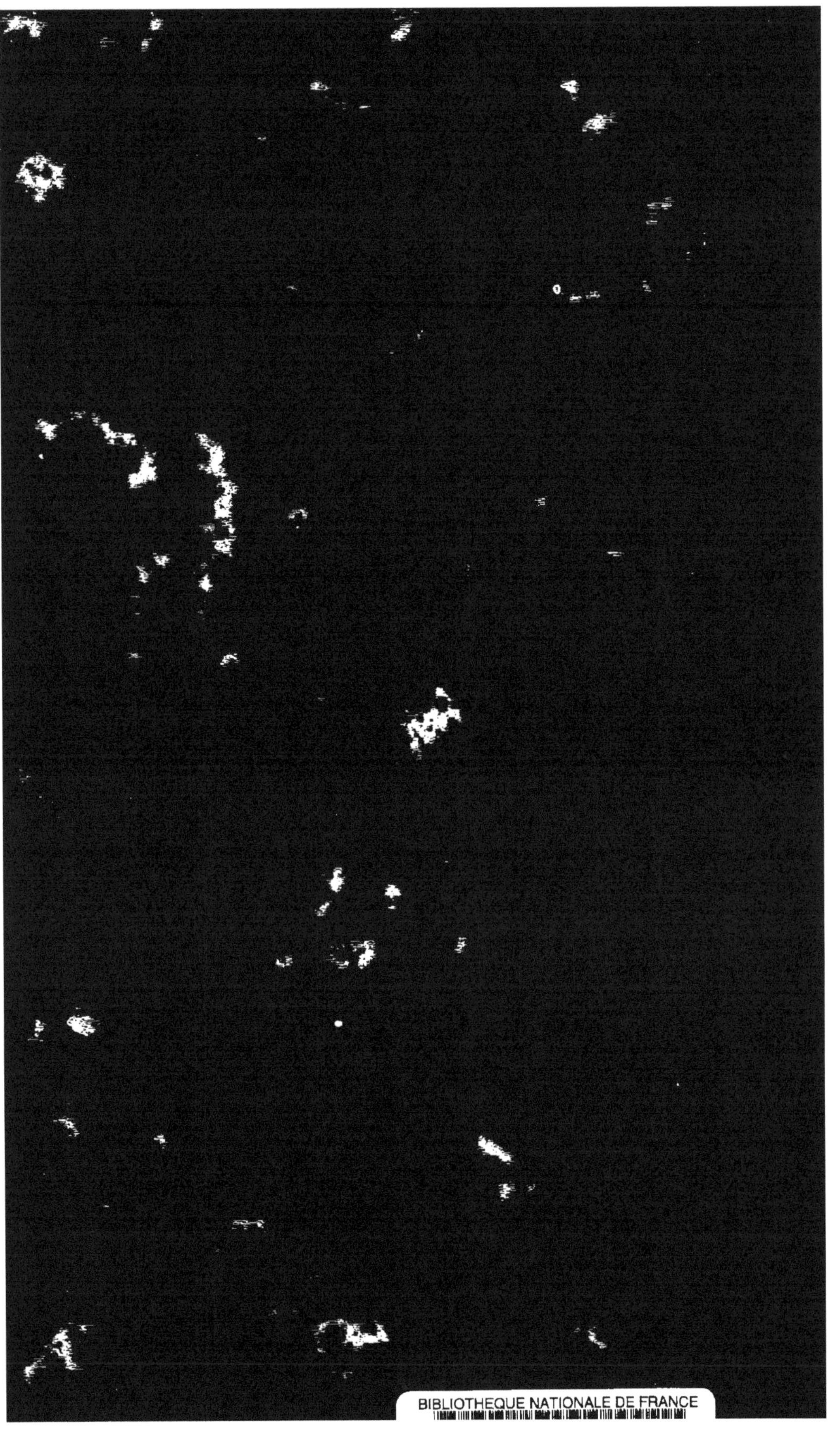

www.ingramcontent.com/pod-product-compliance
Ingram Content Group UK Ltd.
Pitfield, Milton Keynes, MK11 3LW, UK
UKHW020357250726
13967UKWH00005B/2328

9 782012 980761